AF310550

NÉPHROPEXIE SANS SUTURES

PAR

ENCLAVEMENT CICATRICIEL DU REIN

(Opération Nouvelle)

PAR

le Docteur Henri FISCHER

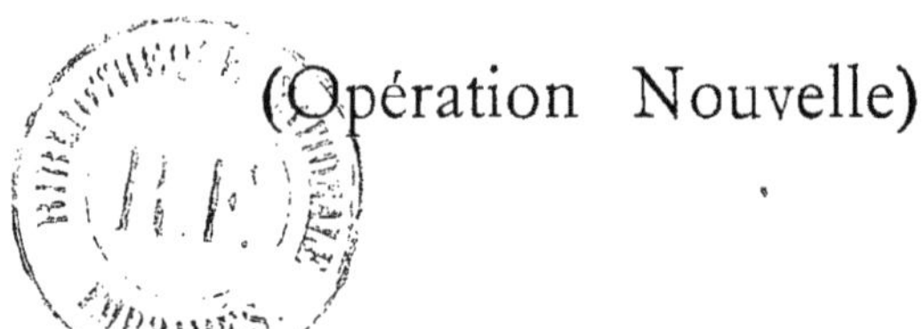

CHEZ L'AUTEUR

5, Avenue Matignon

ET CHEZ

JOUVE & BOYER, ÉDITEURS

15, Rue Racine, PARIS

1899

NÉPHROPEXIE SANS SUTURES

PAR

ENCLAVEMENT CICATRICIEL DU REIN

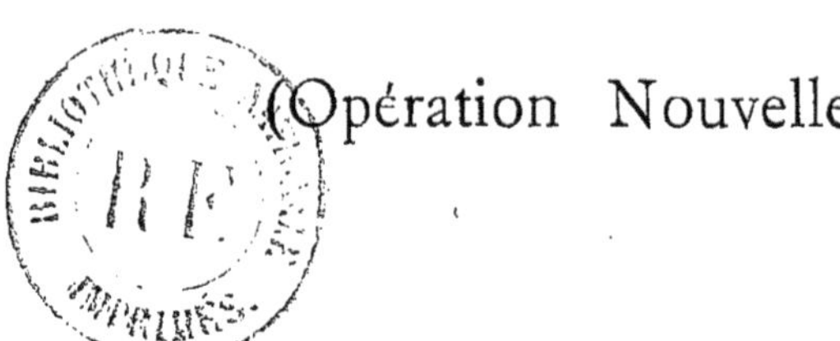
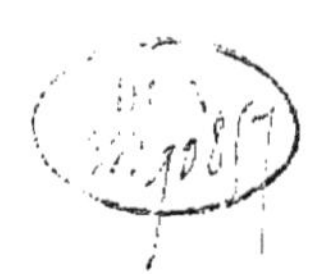

(Opération Nouvelle)

PAR

le Docteur Henri **FISCHER**

CHEZ L'AUTEUR
5, Avenue Matignon
ET CHEZ
JOUVE & BOYER, ÉDITEURS
15, Rue Racine, PARIS

1899

A MES BONS ET EXCELLENTS PARENTS

Faible hommage de ma reconnaissance éternelle

NÉPHROPEXIE SANS SUTURES

Par enclavement cicatriciel du rein

(OPÉRATION NOUVELLE)

Par le Docteur Henri FISCHER

Les symptômes du rein flottant sont trop connus du public médical pour qu'il nous soit besoin d'en parler ici.

Nous ne ferons pas non plus allusion aux différences cliniques qui existent entre le rein mobile et le rein flottant.

Nous renvoyons pour celà aux excellents traités de chirurgie que tous les médecins possèdent dans leur bibliothèque. Nous dirons seulement en passant que le rein flottant seul est justiciable d'une intervention chirurgicale et que cette affection, la néphroptose, est connue depuis Mesnié, qui, en 1561, dans un travail remarquable, décrivit cette affection de main de maître, à tel point qu'il laissa peu de choses aux modernes à ajouter à sa description.

Il établit également une distinction entre la néphroptose vraie, essentielle, sans lésion du rein et celle due à l'augmentation du volume de l'organe par un néoplasme, que son poids énorme fait basculer dans la cavité abdominale. Plus tard, en 1682, l'éminent anatomiste Riolan insista également sur cette distinction.

Les divers traitements que l'on prescrivit successivement contre la néphroptose, pelote de Glénard, repos prolongé dans le décubitus dorsal, antispasmodiques, etc.

etc.. furent purement médicaux jusqu'en avril 1881, époque à laquelle un chirurgien allemand de génie E. Hahn créa une opération destinée à maintenir dans la région lombaire le rein retenu par des fils passés à travers sa capsule adipeuse et tenant d'autre part de chaque côté aux parois. Depuis l'opération de Hahn divers procédés ingénieux ont été employés et décrits par des chirurgiens.

Pour éviter des redites fastidieuses pour le lecteur dont le temps est précieux, *time is money*, nous dirons que ces divers procédés gravitent autour de trois types :

Le premier consiste à coudre la seule capsule adipeuse du rein à la paroi lombaire sans toucher au rein ; le deuxième à suturer la capsule propre du rein décortiquée à la paroi ; le troisième procédé, qui est celui qui est le plus généralement employé, le plus sûr du reste, consiste à passer des fils à travers le rein que l'on suture ensuite à la paroi lombaire ainsi qu'au périoste de la douzième côte.

Ce dernier procédé se pratique avec ou sans avivement de la capsule propre du rein (1), ce qui fait autant de sous-procédés différents ; dans l'opération type n° 2 on peut également aviver les surfaces du rein. Hahn employa le premier procédé ; Morris, Trèves, Guyon, le deuxième ; Llyod, Tuffier le troisième. L'opération typique de Hahn doit être abandonnée en pratique, car elle donne trop peu de guérisons définitives. Les deux autres sont meilleures, elles ont plus de guérisons définitives à leur actif mais elles n'assurent la guérison que dans une proportion de 40 à 50 0/0 environ.

1. On a non-seulement avivé le rein au bistouri mais encore avec des caustiques chimiques, acide phénique, etc. (Albarran).

Dans certains cas graves, où l'on n'avait pu obtenir la fixation du rein, et dans lesquels les malades, dont la vie était rendue absolument insupportable de par leur néphroptose, avaient demandé à cors et à cris une intervention quelconque, des chirurgiens ont pratiqué la néphrectomie. Nous ne croyons pas que même dans ces cas graves cette opération soit justifiée, d'autant plus que, comme on va le voir plus bas, nous possédons maintenant une opération facile, peu dangereuse, qui réussit presque toujours, à la portée de la plupart des praticiens, tandis que la néphrectomie est difficile à exécuter pour les médecins en général, que de plus elle est dangereuse non-seulement immédiatement, même entre les mains de chirurgiens de profession, mais encore consécutivement, car l'on ne prive pas impunément l'économie d'un organe aussi important que le rein. Aussi n'insisterons-nous point sur les inconvénients qu'offre l'ablation du rein.

C'est pourquoi, voyant les résultats encore aléatoires des divers procédés de néphrorrhaphie, nous avons essayé un autre mode opératoire, qui, comme on le verra, nous a pleinement réussi et qui réussira de même entre les mains des médecins ou chirurgiens qui la pratiqueront.

Elle nous paraît infiniment préférable aux autres moyens de fixation du rein pour de nombreuses raisons : 1° parce que l'on ne passe pas de fils, ni dans le rein qu'ils coupent souvent et qu'ils ne maintiennent point par conséquent, ni dans la capsule du rein, qui lâche également fréquemment, méthodes qui dans les deux cas traumatisent sérieusement le rein. Notre opération respecte l'intégrité de l'organe. Voici en quoi elle consiste et comment nous la pratiquons : « Les précautions antiseptiques prises comme d'ordinaire, le malade est endormi dans le décubitus latéral couché sur le côté sain. On fait une incision lombaire comme dans les autres procédés c'est-à-dire partant de la XIe côte, le long du sillon latéral des lombes, jusqu'à la crête iliaque que l'on suit par une incision courbe sur une longueur de 5 à 6 centimètres. Avoir bien soin de compter exactement les côtes, se rappeler que la XIIe est souvent rudimentaire, car si l'on n'y prenait garde on pourrait quelquefois ouvrir la plèvre. La ligne d'incision amorcée et indiquée au bistouri, on incise la peau, le tissu cellulaire sous-cutané ainsi que son fascia superficialis, puis ensuite l'aponévrose commune des muscles vertébraux, on découvre le sacro-lombaire que l'on rejette en dedans après l'avoir séparé des muscles avoisinants, on incise ensuite avec précautions le feuillet postérieur de l'aponévrose du transverse et le muscle lui-même ; avec beaucoup d'attention on ouvre à la sonde cannelée le carré des lombes qui est lui-même précédé d'une lame aponévrotique, on découvre alors l'atmosphère graisseuse du rein.

L'hémostase doit être faite avec soin au fur et à mesure des divers temps de l'opération, elle doit être complète avant l'ouverture de la capsule adipeuse pour éviter de répandre du sang dans la cavité rétropéritonéale, ce qui pourrait consécutivement occasionner quelque ennui ; on incise l'atmosphère graisseuse à petits coups et avec beaucoup d'attention en s'aidant surtout de la sonde, le rein ne tarde pas à apparaître... Lorsque l'on a découvert le carré des lombes, on fait appuyer fortement le poing d'un aide exercé contre la paroi abdominale, afin de refouler le rein dans la région lombaire. Il est bien entendu qu'avant de commencer l'opération on s'était rendu compte à nouveau de la position du rein et que l'on avait répété la manœuvre précédente avec l'aide.

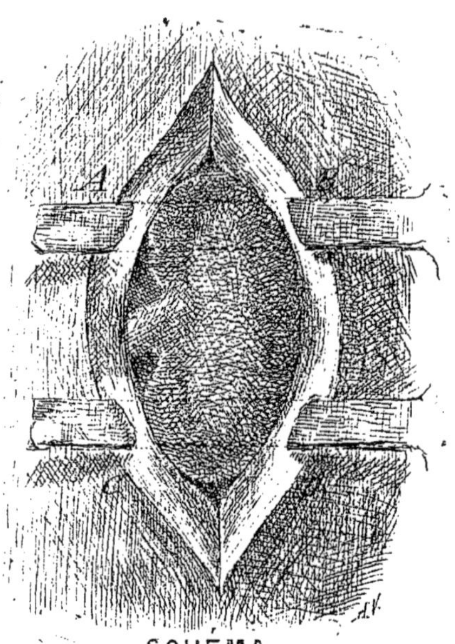

SCHÉMA

Alors on fait de chaque côté des lèvres de la partie supérieure de l'incision deux larges boutonnières A. B. que l'on répète symétriquement à la partie inférieure de l'incision, aux points C. D. en faisant attention de ne pas répandre de sang dans la cavité abdominale, en la garnissant alors d'éponges pour la protéger du sang ; ne sachant point dessiner nous avons prié Mlle Vannesson de vouloir bien, sur nos indications, établir ce schéma permettant de suivre notre description, ce dont nous la

remercions ici ; on fait l'hémostase et on introduit dans
la boutonnière A, en allant de la peau vers la profondeur
une longue plaque d'os décalcifié préalablement façonnée
en forme de V largement ouvert, ou d'U, on la fait ressortir par l'orifice profond de A, on la fait pénétrer par
l'orifice profond de B et ressortir par son orifice cutané ;
on fait de même pour une deuxième plaque que l'on fait
passer de C à D, la plaque rentre par l'orifice cutané C
puis ressort par l'orifice cutané D.

Ces bandes d'os décalcifié forment deux ponts A. B. et
C. D., sur lesquels on couche le rein dont on avive alors
les surfaces latérales et convexe par de petites incisions
peu profondes, parallèles, partant d'une extrémité du rein
à l'autre, sur la même face naturellement ; on en fait
quelques-unes sur chacunes des faces ; la petite hémor-
rhagie que ces incisions occasionnent est aisément con-
trolée, par une légère compression avec des éponges
antiseptiques ; les chefs des ponts qui sont à l'extérieur
aux points A. B. C. D, sont maintenus pendant ce temps-là
par des pinces ; lorsque le sang cesse de donner on pose
le rein sur les ponts. Le hile est tout à fait libre, les
vaisseaux et l'uretère, ne sont pas comprimés comme il
est facile de s'en convaincre, et ne peuvent pas l'être,
car ce sont les deux seules extrémités du rein qui
reposent sur les bandes d'os décalcifiés. Les plaques
doivent avoir une longueur suffisante pour maintenir et
contenir le rein sans le brider ni le faire sortir de la
plaie, leur rôle consiste exclusivement en une action de
soutien, elles doivent empêcher le rein de retomber dans
la cavité abdominale en lui barrant le chemin mais sans

exercer de compression. On suture ensuite les chefs externes des ponts aux parois, en comprenant dans les sutures, la peau, le tissu cellulaire sous-cutané, le fascia superficialis et les aponévroses...

Rien n'est plus facile que de préparer soi-même ces plaques que l'on taillera toujours plus longues qu'il ne faudra. On peut toujours les raccourcir. (Nous conseillons de les tailler de toute la longueur du tibia de bœuf ou de presque toute la longueur du fémur du même animal et d'une épaisseur d'un bon centimètre environ).

Pour cette préparation on se sert de préférence du tibia ou du fémur du bœuf que l'on peut se procurer facilement partout. On pourrait employer les os longs de tel grand animal que l'on voudrait. On fait bouillir l'os ou les os choisis pendant toute une journée dans de l'eau contenant une forte quantité de carbonate de potassium, cette ébullition débarrasse les os de leur graisse, périoste, moelle, etc. Puis on les met ensuite, après les avoir sciés de la longueur et de l'épaisseur que l'on désire, dans une solution à 10 parties d'acide chlorhydrique pour 80 parties d'eau, que l'on renouvelle tous les jours. Au bout d'une dizaine de jours les os sont devenus mous et peuvent être façonnés et taillés comme on le désire. On les lave dans une solution de bicarbonate de sodium pour enlever les traces d'acide chlorhydrique qu'ils peuvent encore contenir, on les plonge ensuite pendant 2 ou 3 jours dans une solution de sublimé forte à 4 ou 5 pour mille, puis on les conserve soit dans de l'huile phéniquée, soit mieux encore dans une solution saturée d'éther iodoformé.

Si l'on avait été obligé, de par le volume du rein ou par

suite de la difficulté que l'on aurait éprouvé à l'amener à la paroi lombaire ou pour telle autre raison que ce soit, d'agrandir l'incision par en bas, le long de la crête iliaque, il faudrait, après avoir mis le rein sur ses ponts, suturer les lèvres de cette incision supplémentaire. Si d'autre part dans l'incision normale, le rein était plus petit que normalement, on pourrait par quelques points de suture fermer légèrement les deux extrémités de l'incision. Le pont d'os décalcifié doit avoir deux travers de doigt environ de largeur.

On ne suture pas la plaie, on la laisse telle quelle, après toutefois en avoir fait la toilette et l'avoir saupoudrée d'iodoforme ; on place un drain dans sa partie la plus déclive que l'on retire au bout de 2 à 3 jours, on fait le pansement à la gaze iodoformée et à l'ouate hydrophile comme pour les autres plaies, que l'on maintient très serré. La plaie se cicatrise par deuxième intention. Sauf indications spéciales nous ne défaisons le pansement que le dixième jour, nous le renouvelons comme précédemment. En règle générale il faut faire le moins de pansements possible. Il se forme un tissu cicatriciel par granulation et bourgeonnement, les ponts agissent, en plus de leur rôle de soutien, comme corps étrangers, ils deviennent les centres d'irritation, de bourgeonnements et deviennent des *incitationes ad proliferationem*. Dans un temps qui peut varier de six semaines à deux mois 1/2 environ en moyenne, le tissu cicatriciel qui enserre et maintient le rein dans sa nouvelle position, est entièrement formé. Les ponts d'os décalcifiés finissent à la longue par se résorber, ainsi que nous l'avons constaté sur les animaux. Le patient doit rester dans le décubitus dorsal de deux mois à deux mois et demi, c'est-à-dire jusqu'à cicatrisation de la plaie. Après ce temps-là on le fait marcher avec une ceinture bien que la guérison soit complète et qu'à la rigueur on pût s'en passer, mais il est plus prudent de ne pas forcer une cicatrice jeune encore. On fait quitter la ceinture au bout de 2 à 3 mois.

Nous avons adopté d'une façon générale comme critérium de la guérison, la fermeture de la plaie opératoire car, en effet, le rein est alors solidement fixé.

Pendant les 3 à 4 premiers jours qui suivent l'intervention, les malades présentent une notable diminution dans la quantité d'urine excrétée probablement par action réflexe, puisque l'intervention ne porte pas sur le rein lui-même.

Pendant un temps variable, comme on en jugera par les observations que nous publions ci-après, les malades éprouvent des douleurs d'intensité et de durée différentes, que nous croyons occasionnées par l'emprisonnement du rein par la gangue lymphatique qui va amener la soudure de l'organe et aussi par les tiraillements exercés par le rein sur les bords de la plaie, par l'intermédiaire des ponts d'os décalcifiés, et, peut-être même aussi, par l'irritation produite par le frottement de ces corps étrangers sur le rein, organe sensible. Quelle que soit l'intensité de ces douleurs elles disparaissent entièrement dans la suite.

Avant de pratiquer la néphropexie sans sutures, il sera bon, comme d'ailleurs avant toute opération, de faire faire une analyse sérieuse et complète des urines, de rechercher si le taux de l'urée n'est pas anormalement baissé, de faire examiner également les urines au point de vue de la toxicité urinaire, ou mieux encore de le faire soi-même à ce point de vue, car une urine peut être normale quant à l'urée, l'albumine, et, quant au sucre, mais présenter une grande diminution de la toxicité urinaire, ce qui, selon nous contrindiquerait de la façon la plus absolue l'opération, car cette baisse de la toxicité, jointe à l'oligurie post-opératoire constante, pourrait devenir le point de départ de troubles urémiques inquiétants, graves, quelquefois mortels.

OBSERVATION I

En octobre 1897, Mme Edwin H…, américaine âgée de 35 ans, 3 enfants morts successivement à quelques années d'intervalle, d'athrepsie, méningite et rougeole, vient nous consulter pour des troubles neurasthéniques qui remontaient à 8 ans, déjà, époque à laquelle elle avait perdu son deuxième enfant qu'elle adorait et qui était son préféré. Mme E. H. avait essayé une grande quantité de traitements divers sans grand résultat. Il faut toutefois ajouter qu'elle n'en a peut-être jamais suivi un régulièrement, elle se soignait par « fits and starts » comme elle disait, c'est-à-dire à la randonnée et d'une façon éclectique choisissant dans les différentes médications proposées celles qui lui plaisaient le plus ou qui correspondaient le mieux à son état d'esprit du moment ; cessant aussitôt sans raison pour en prendre une autre ou consulter un nouveau médecin. Bref lorsque cette dame vint nous consulter, elle nous dit qu'elle souffrait d'une descente de matrice, qu'elle sentait remonter et descendre ensuite par moments, et que sa maladie lui occasionnait de violentes douleurs dans le côté droit.

A l'examen nous trouvâmes un périnée à peu près normal, pas de prolapsus utérin, une leucorrhée insignifiante. Nous cherchâmes alors du côté des reins et trouvâmes le rein droit ectopié, flottant dans la cavité abdominale. Nous affirmâmes à Madame E. H. que si elle voulait bien se laisser fixer le rein par une opération, nous lui garantissions la cessation de ses douleurs. Elle nous fit pas mal d'objections, nous disant entre autres choses qu'une de ses amies avait subi une opération de ce genre, que son rein n'avait pas tenu en place, et qu'elle souffrait bien davantage depuis.

Nous lui affirmâmes alors que nous étions l'auteur d'un nouveau procédé que nous avions maintes fois expérimenté et qui nous avait déjà donné de parfaits résultats (nous omîmes de lui dire que nos essais n'avaient jusqu'alors porté que sur des animaux). Elle accepta l'opération.

Vers la mi-octobre, après ses époques, nous lui pratiquâmes la néphropexie sans sutures par enclavement cicatriciel du rein. 2 ou 3 jours après l'opération, les douleurs devinrent tellement intolérables que nous fûmes obligés de faire à notre malade deux injections de morphine par jour. Le neuvième jour la température monta subitement le soir à 39° 5. Le lendemain matin nous refîmes le pansement et constatâmes de la suppuration qui continua pendant une quinzaine de jours, nécessitant un pansement journalier et un lavage antiseptique de la plaie.

La fièvre tomba le vingt-quatrième jour et ne reparut plus. Les douleurs persistèrent jusqu'après cicatrisation complète, c'est-à-dire jusqu'à la fin de la onzième semaine. Nous fîmes garder le lit à notre malade 15 jours encore après la cessation de la douleur, toujours dans le décubitus dorsal, puis nous lui permîmes de se lever un peu avec une ceinture.

En mai 1898, la guérison était parfaite, le rein était solidement fixé, les troubles neurasthéniques avaient en grande partie disparu. Quant aux douleurs occasionnées par le rein déplacé elles avaient totalement cessé. Le rein a depuis cette époque élu domicile dans sa nouvelle position dont il n'a plus jamais varié. Inutile d'ajouter qu'il se trouve abaissé et n'occupe plus sa place antérieure, cela découle de soi puisque nous le fixons au-dessous de la XIIe côte.

OBSERVATION II

En mars 1898 Mlle Alice R... 22 ans, bonne santé habituelle, pas d'antécédents personnels ni histoire de famille, vint nous consulter pour une douleur qu'elle ressentait depuis deux ans dans la région lombaire droite, consécutive à une chute de bicyclette qu'elle avait faite.

Les divers médecins qu'elle avait consultés depuis son accident lui avaient tour à tour prescrit du salicylate de soude, du salophène, des frictions avec des liniments calmants, de la belladone, de la valériane, des potions aux bromures, des stippages au chlorure de méthyle *loco dolenti*, que sais-je encore ? Le tout sans grand résultat, un de ces médecins lui avait même fait porter une pelotte de Glénard. Les douleurs cessaient pendant quelque temps (avec un nouveau médecin et une nouvelle médication) pour reparaître un peu plus tard, plus lancinantes que jamais. Le caractère de Mlle R... avait changé, elle était devenue nerveuse, irritable, pleurait pour un rien, et souffrait d'attaques intermittentes de coliques, d'une acuité telle qu'elle en perdait souvent connaissance, cela devait être des attaques d'hydronéphrose intermittente par coudure de l'uretère.

A l'examen, nous constatâmes à la région lombaire, un léger méplat, à la percussion, une sonorité un peu plus prononcée qu'à gauche. Le palper abdominal nous fit sentir une tumeur assez volumineuse, très mobile, fuyant sous les doigts comme un noyau de cerise et tendant à remonter vers l'hypochondre. Après nous être bien assuré que la vésicule biliaire n'était point en cause, nous diagnostiquâmes un rein flottant. Nous lui proposâmes notre nouvelle opération qu'elle accepta volontiers. Au commencement de mai 1898, nous lui pratiquâmes la néphropexie sans sutures. L'opération ne présenta rien de particulier à noter si ce n'est que nous eûmes à agrandir notre incision par en bas de quelques centimètres, en suivant la crête iliaque, car le rein anormalement gros quoique sain n'était pas de par son volume très maniable dans la plaie. Les douleurs post-opératoires durèrent quatre semaines environ ; la guérison complète fut rapide. Le 20 juillet nous permîmes à notre malade de se lever avec une ceinture. La guérison s'est maintenue ininterrompue depuis ; le rein est fixé à la paroi aussi solidement, plus solidement même que s'il ne s'était jamais déplacé.

La neurasthénie est entièrement guérie.

OBSERVATION III

En décembre 1898, une de nos excellentes clientes Mme D... nous pria de vouloir bien examiner une femme de chambre qu'elle avait à son service depuis des années et qui ne s'était jamais bien portée, ayant toujours été un peu patraque, dont l'état général mauvais d'habitude ne faisait qu'empirer depuis quelque temps.

Cette femme de chambre allemande, avait élevé un des enfants de Mme D... et lui avait enseigné l'allemand ; cet enfant

était mort jeune, Mme D..., en mémoire de son fils, l'avait con-
servée à son service.

Maria S..., âgée de 39 ans, avait dans cette famille une vérita-
ble sinécure, elle ne faisait pas grand chose si ce n'est accom-
pagner quelquefois madame à la promenade, lui parler du petit
mort et coudre une ou deux heures par jour.

Ce n'était donc point le travail qui avait fatigué Maria S...,
nous la soignâmes pendant un mois, jusqu'aux Rois, en janvier
1899, sans grand résultat. Nous pratiquâmes alors un examen
complet, nous vîmes que Mlle Maria S... avait eu des enfants,
elle avait une forte déchirure du périnée, un prolapsus utérin
et vésical, une paroi abdominale flasque, de la dilatation de
l'estomac et un double prolapsus rénal. Vers la fin janvier
1899, nous lui fîmes une périnéorrhaphie et fixâmes le rein
gauche par la néphropexie sans sutures. Au commencement de
mars nous lui pratiquâmes, toujours d'après la même méthode,
la fixation du rein droit. Actuellement fin mai tous les troubles
nerveux ont cessé, les reins paraissent fixés aussi solidement
que possible et tout porte à croire qu'il en sera toujours ainsi.

Désireux de publier ces résultats qui nous paraissent
très encourageants et de répandre au plus tôt notre méthode, qui est très facile à exécuter en tant que ma-
nuel opératoire, et qui ne nécessite aucune connaissance
spéciale autre que celles que tous les médecins dignes
de ce nom doivent posséder, nous n'avons pas voulu
attendre les résultats d'une quatrième opération que nous
venons de pratiquer et dont nous publierons les résultats
plus tard s'ils offrent quelque intérêt ou diffèrent des pré-
cédents.

CONCLUSIONS.

1° Les moyens médicaux quels qu'ils soient ne servent de rien dans le rein flottant grave.

2° Les opérations que l'on a pratiquées jusqu'à ce jour ne donnent qu'un pourcentage faible de cures radicales 40 à 50 0/0.

3° Notre opération nouvelle est simple, facile, à la portée de tous les praticiens. Elle ne nécessite ni connaissances ni instrumentation spéciales.

4° Elle assure toujours la fixation du rein car elle agit doublement par le tissu cicatriciel de la plaie que nous ne fermons point et par les ponts d'os décalcifiés qui contribuent à irriter les tissus environnants et deviennent des centres autour desquels se forment des granulations et de la lymphe plastique qui enserrera le rein. Les lamelles d'os décalcifiés seront donc elles-mêmes remplacées par un tissu de cicatrice lorsqu'à la longue elles auront été résorbées, elles ajoutent leur pouvoir contentif à celui de la cicatrice que nous laissons se fermer par deuxième intention afin d'obtenir un tissu cicatriciel fort.

5° Elle respecte l'intégrité du rein.

6° Notre opération réussira là où les autres procédés auraient échoué et rendra par conséquent de grands services, il est à peine besoin d'ajouter qu'elle réussira également là où les autres auraient été couronnés de succès.

DU MÊME AUTEUR. A LA MÊME LIBRAIRIE

Nouvelle opération du pouce bifide, broch. in-8, 1896.

Cancers de l'utérus, broch. in-8, 1896.

Libération latérale et inférieure du méat urinaire dans le traitement de l'incontinence essentielle d'urine chez la femme (opération nouvelle), broch. in-8 1897.

La dysménorrhée, broch. in-8, 1898.

Le froid est-il dans les maladies aiguës une cause pathogène aussi importante que les anciens médecins le croyaient ou aussi nulle que certains modernes le pensent, broch. in-8, 1899.

Jouve et Boyer, imp. de la Faculté de Médecine, 15, rue Racine, Paris.

www.ingramcontent.com/pod-product-compliance
Ingram Content Group UK Ltd.
Pitfield, Milton Keynes, MK11 3LW, UK
UKHW020139080726
13614UKWH00005B/2310